SingLiesel

Satz: Röser MEDIA GmbH & Co. KG, Karlsruhe

Druck: FINIDR, s.r.o.
Printed in Czech Republic

ISBN 978-3-948106-28-7

2. Auflage

www.singliesel.de

Bildnachweise:
Blumen: Gizele/Shutterstock.com
Cover-Foto: Ljupco Smokovski/Shutterstock.com

Monika Kaiser

BEWEGUNGSQUICKIES

INHALT

Winter

EINFÜHRUNG

Die Bewegungsgeschichten von Monika Kaiser, die in diesem Buch zusammengefasst sind, regen zum Bewegen und Mitmachen an. Die Geschichten lassen sich alle im Sitzen durchführen. Bei der Durchführung in der Gruppe bietet es sich an, die Teilnehmenden in einem Stuhlkreis Platz nehmen zu lassen. Dadurch, dass kein zusätzliches Material benötigt wird, lassen sich die Geschichten nicht nur in Sitzgymnastikrunden, sondern auch als Lückenfüller zwischendurch einsetzen.

Die Geschichten sind so aufgebaut, dass Bewegungen, die in der Geschichte vorkommen, nachgeahmt werden sollen. Die entsprechenden Passagen und Wörter, die in Bewegung umgesetzt werden sollen, sind farbig gedruckt oder in eckigen Klammern und kursiv gesetzt beschrieben. Je nach Aufmerksamkeit und Reaktionsfähigkeit der Mitmachenden können Sie diese Stellen besonders betonen und die Bewegungen auch selbst vormachen.

Achten Sie darauf, die Geschichten an die Bedürfnisse und Möglichkeiten der Mitmachenden anzupassen. Stellen Sie vor dem Einsatz sicher, dass keine ärztlichen oder gesundheitlichen Einwände gegen die Teilnahme an Bewegungsrunden generell oder gegen das Durchführen bestimmter Bewegungen bestehen. Von Dreh- und Rotationsbewegungen wird häufig abgeraten. Halten Sie Wasser bereit und animieren Sie die Teilnehmenden zwischendurch dazu, etwas zu trinken.

Viel Freude mit diesen abwechslungsreichen Bewegungsgeschichten wünscht

Natali Mallek

FRÜHLING

DER REGENBOGEN

Es ist ein herrlicher Frühlingstag, als Rosi erwacht. Sie blinzelt mit den Augen, gähnt, reckt und streckt sich. Sie richtet sich auf und setzt erst den einen Fuß aus dem Bett und dann den anderen.

Beim Frühstück denkt sie: „Heute gehe ich spazieren." Sie schlüpft mit den Füßen in die Schuhe, fährt mit den Armen in die Jackenärmel und setzt ihren Hut auf den Kopf.

Dann marschiert sie los. Sie will zum Park und sich die Narzissen ansehen, die so schön gelb blühen. Der Himmel wird immer dunkler. Rosi läuft immer schneller. Dann kommt heftiger Wind auf und sie muss im Laufen ihren Hut festhalten.

Bevor die ersten Regentropfen fallen, erreicht sie eine Schutzhütte im Park. Sie setzt sich auf die Bank [*Gesäß kurz anheben*], schüttelt erst einmal ihre Beine und Arme aus und atmet tief durch.

Der Regen trommelt auf das Dach der Hütte und Rosi trommelt im Takt dazu auf ihre Oberschenkel. Das wird ihr aber nach einer Weile zu langweilig und sie lässt ihre Füße kreisen: erst den rechten, dann den linken und dann beide zusammen.

Was man mit den Füßen kann, geht auch mit den Händen. Sie lässt erst die rechte kreisen, dann die linke und dann beide zusammen. „Gut, dass mich niemand sieht", denkt Rosi und lächelt.

Die Regenwolken verziehen sich und der Regen geht in ein Nieseln über. Rosi marschiert wieder los und schwingt dabei energiegeladen ihre Arme. Sie kommt zu den Narzissen und atmet den Duft tief ein und aus, dabei zieht sie die Schultern hoch bis zu den Ohren.

Der Regen lässt nach und die Sonnenstrahlen schauen durch die Wolken. Rosi denkt: „Man müsste doch einen Regenbogen sehen!“ Sie hebt ihren Kopf, legt eine Hand über die Augen und schaut zum Himmel. Und wirklich! Langsam erscheint ein Regenbogen vor ihr am Horizont. Rosi freut sich und streckt die Arme hoch in die Luft.

Dann trippelt sie fröhlich nach Hause. Dort setzt sie sich entspannt auf ihre Gartenbank [*Gesäß kurz anheben*], schüttelt noch einmal Arme und Beine aus, atmet tief durch und lächelt.

DORIS SUCHT OSTEREIER

Als Doris am Morgen wach wird, scheint die Sonne durch die Jalousie und die Vögel zwitschern. Sie reckt und streckt sich und kuschelt sich dann doch noch einmal in ihre Kissen. Da fällt ihr ein, dass heute Ostersonntag ist. Sie erinnert sich, wie sie als Kind den Ostersonntagmorgen geliebt hat, weil ihre Eltern immer schön angemalte Ostereier versteckt haben. Doris hat die Eier noch vor dem Frühstück im Garten gesucht, bei schlechtem Wetter in der Wohnung.

Doris schließt die Augen und ihre Kindheit wird wieder lebendig: Sie springt aus dem Bett, schlüpft in ihre Pantoffeln und rennt die Treppe hinunter. Sie begrüßt ihre Eltern mit einer festen Umarmung und fragt, ob der Osterhase schon da war. Die Eltern sagen ja und Doris steigt schnell die Treppe wieder hinauf [*bei jedem Schritt die Knie hochziehen*] und zieht sich an. Sie kickt die Pantoffeln von den Füßen und zieht ihr Nachthemd aus. Dann zieht sie ihre Strumpfhose an – erst das linke Bein, dann das rechte. Die will und will sich nicht hochziehen lassen. Und anschließend streift sie den Pullover über den Kopf – auch hier muss sie kräftig ziehen, weil der Kopf im engen Kragen feststeckt. Zum Schluss steigt sie in ihren Rock. Mist! Der Reißverschluss klemmt schon wieder! Sie bürstet sich die Haare und flitzt die Treppe wieder hinunter. Im Flur schlüpft Doris in ihre Schuhe, zieht ihre Jacke über, greift nach dem Henkelkörbchen, das die Mutter schon bereitgestellt hat, und läuft in den Garten.

Die Ostereiersuche beginnt: Leuchtet dort nicht etwas Gelbes zwischen den weißen Schneeglöckchen? Doris läuft hin, bückt sich und tatsächlich! Sie findet das erste Osterei! Vorsichtig hebt sie es hoch und legt es in ihr Körbchen. Dort im grünen Moos unter dem Kirschbaum schimmert es lila. Schnell läuft Doris zum Baum, bückt sich, nimmt vorsichtig ein neues Osterei auf und legt es in ihren Korb. Und leuchtet dort nicht etwas Rotes bei den violetten Krokussen? Wieder läuft Doris schnell dorthin, bückt sich, nimmt das zerbrechliche Ei auf und legt es zu den anderen Eiern in ihren Korb. So geht es immer weiter.

Aber langsam wird die Suche immer schwieriger, denn Doris hat fast alle Ostereier entdeckt. Sie geht langsam durch den Garten, schaut nochmals links und rechts und unter den gelben Forsythien und dort bei den roten Tulpen, aber sie findet kein Ei mehr. Die Eltern sagen, sie solle doch nicht immer nur nach unten schauen. Also schaut Doris nach oben – und wirklich! Dort im Vogelhäuschen versteckt sich ein golden verpackter Schokoladenhase! Doris läuft hin, macht sich ganz groß, reckt sich und angelt sich den Hasen. Sie hüpft vor Freude und klatscht in die Hände. Jetzt geht das Kind Doris mit den Eltern zusammen ins Haus. Es wartet ein leckeres Frühstück mit vielen bunten Ostereiern auf sie.

Die erwachsene Doris schlägt die Augen auf, schlüpft aus dem Bett und tritt ans Fenster. Ob der Osterhase wohl da war?

FRÜHLINGSSPAZIERGANG

Die Sonne scheint hell von einem wolkenlosen blauen Himmel. Die Vögel zwitschern und ein Frühlingsduft weht uns um die Nase. Jetzt hält uns nichts mehr im Haus! Wir schlüpfen in unsere bequemen Schuhe, ziehen leichte Jacken an und machen einen Frühlingsspaziergang im Park.

Beschwingt gehen wir los [*auf der Stelle gehen und die Arme dabei mitschwingen*]. An der Straßenkreuzung müssen wir stehen bleiben. Wir schauen nach links, nach rechts und wieder nach links. Ein Autofahrer hält an und lässt uns über die Straße gehen. Wir nicken ihm dankend zu. Dann gehen wir beschwingt weiter.

Im Park angekommen, bewundern wir die weißen Schneeglöckchen und die Krokusse, die lila, gelb und weiß blühen. Wir bücken uns zur rechten und zur linken Seite und nach vorne [*danach jeweils gerade aufrichten*] und bestaunen die zarten Blüten. Eine Hummel fliegt von Blume zu Blume und wir beobachten sie. An den Bäumen sprießen die Blätter und eine Magnolie steht in voller Pracht. Sie ist über und über mit großen rosafarbenen Blüten bedeckt und sie duftet herrlich. Wir recken uns, stellen uns auf die Zehenspitzen und greifen mit der rechten Hand nach einem Zweig, ziehen ihn zu uns herunter und riechen an der dicken Knospe. Das gleiche machen wir auch mit der linken Hand.

Wir gehen mit großen Schritten weiter. Am Ententeich angekommen, setzen wir uns auf eine Bank [*Gesäß kurz anhe-*

ben]. Wir füttern die Enten mit Brotkrumen, die wir ihnen hinwerfen. Dann wippen wir mit den Füßen, strecken abwechselnd beide Beine in die Luft, kreisen dabei mit unseren Füßen und wackeln mit den Zehen. Danach heben wir ein paar Mal unsere Schultern an, auch mal abwechselnd links und rechts, und lassen sie wieder fallen. Dann lassen wir sie von vorne nach hinten kreisen.

Ein Meisenpaar fliegt über uns hinweg und bringt Futter zu einem Nest in einer Buche. Wir legen die Hand über die Augen, heben den Kopf und beobachten die Vögel [*Kopf langsam von einer Seite zur anderen und wieder zurück drehen*]. Anschließend schütteln wir unsere Arme und Beine aus.

Danach ruhen wir uns in der Sonne aus. Wir setzen uns entspannt hin, schließen die Augen, strecken unser Gesicht der Sonne entgegen und lauschen dem Gezwitscher der Vögel. Wir atmen tief in den Bauch ein und aus und versuchen, alles ganz locker zu lassen: Die Beine und Arme, der Bauch und der Rücken und auch das Gesicht sind ganz entspannt. Der Atem geht ruhig. [*Zeitdauer: so lange wie möglich – wer unruhig wird, sollte die Entspannungsübung beenden.*]

Wir öffnen die Augen, recken und strecken uns und gehen beschwingt wieder nach Hause. An der Straßenkreuzung bleiben wir stehen. Wir schauen nach links, nach rechts und wieder nach links. Wir müssen warten, bis alle Autos vorbeigefahren sind. Dann gehen wir weiter nach Hause. Dort ziehen wir Jacke und Schuhe aus und trinken ein großes Glas Wasser.

FRÜHJAHRSPUTZ

Heute scheint die Frühlingssonne so hell, dass Erika ganz geblendet ist. Aber leider bringt das helle Licht auch die Spinnweben, Staubmäuse und Fusseln zutage, die sich über den langen, dunklen Winter angesammelt haben. Jetzt muss geputzt werden!

Zuerst werden die Betten abgezogen und gelüftet. Erika steigt die Treppe hinauf ins Schlafzimmer, zieht die Betten ab und schüttelt und klopft die Oberbetten und Kopfkissen kräftig aus [*Arme nach vorne halten und schnell auf und ab bewegen, dann ein paar Mal in die Hände klatschen, diese Übung zweimal wiederholen*].

Erika hängt die Betten über die Fensterbank nach draußen zum Lüften. Dann klopft sie die Matratze aus [*auf die Oberschenkel klopfen*] und dreht sie um. Jetzt bückt sie sich und wischt unter dem Bett den Staub weg [*bücken und weite kreisende Bewegungen erst mit dem rechten Arm, dann mit dem linken Arm machen, dreimal wiederholen*].

Nun steigt Erika die Treppe wieder herunter. Sie füllt einen Putzeimer mit warmem Wasser, schnappt sich das Fensterleder und ein Trockentuch und putzt die Fenster [*erst mit der rechten Hand und dann mit der linken Wischbewegungen und kreisende Bewegungen vor dem Körper machen, anschließend die Hände ausschütteln*]. Sie schaut sich die Fenster an [*erst die rechte Hand über die Augen legen, dann die linke*] und ist zufrieden, wie schön sie blinken.

Jetzt braucht Erika eine Pause. Sie setzt sich hin [*Gesäß kurz anheben*] und atmet ein paar Mal tief ein und aus. Sie stellt die Beine nebeneinander und bringt die Füße mal auf die Zehenspitzen und mal auf die Hacken. Dabei rollen die Füße ganz langsam über die Fußsohle. Sie spannt den Bauch und den Po an, hebt beide Beine an und wackelt mit den Füßen [*zusammen und einzeln*]. Dabei lehnt sie sich etwas nach hinten und versucht, gleichmäßig zu atmen und zu lächeln. Erika setzt die Beine ab und schüttelt sie aus. Dann hebt sie das rechte Bein an und lässt es kreisen. Ebenso das linke Bein. Nun stellt sie beide Beine nebeneinander und geht auf der Stelle, erst ganz langsam und dann immer schneller, bis sie auf der Stelle läuft. Zum Schluss schüttelt sie die Beine wieder aus.

Erika holt aus dem Putzschrank den Staubwedel und wischt den Staub aus den Ecken [*den rechten Arm hochheben und langsam vor dem Körper von oben nach unten führen – ein paar Mal wiederholen; den Arm nach rechts und links führen und die Übung wiederholen, dabei gerade sitzen; die Übung entsprechend auch mit dem linken Arm durchführen*].

Das war anstrengend! Erika hebt die Schultern – beide zusammen und auch einzeln – und lässt sie von vorne nach hinten rollen.

Nun füllt sie noch einmal den Putzeimer und wischt den Boden [*Arme nach vorne führen, Hände zu Fäusten geballt überei-*

nanderlegen und vor dem Körper in Form einer Acht kreisen lassen; evtl. dabei langsam auf der Stelle gehen].

So, nun ist Erika fertig! Alles ist blitzblank! Sie setzt sich hin [*Gesäß kurz anheben*], schüttelt Arme und Beine aus und atmet ein paar Mal tief ein und aus. Sie lächelt und trinkt dann ein großes Glas Wasser.

MARKTBESUCH

Inge möchte sich heute eine Kartoffelsuppe kochen. Aber sie hat gar keine Kartoffeln mehr im Keller. Deshalb will Inge zum Wochenmarkt gehen und Kartoffeln, Obst und Gemüse einkaufen.

Inge nimmt ihren praktischen Einkaufstrolley und geht los. Ihr Weg führt sie durch die Einkaufsstraße mit den vielen Geschäften und sie schaut mal nach rechts in die Schaufenster und mal nach links. Jetzt nur noch über die Straße – die Ampel ist gerade grün. Schnell läuft Inge über die Straße – und schon ist sie auf dem Wochenmarkt.

Langsam geht sie von Stand zu Stand und schaut, wo es welche Obst- und Gemüsesorten gibt und wie teuer alles ist. Bei dem Bauern aus dem Nachbardorf will sie Kartoffeln kaufen. Wie immer ist hier eine Schlange und sie muss warten. Sie wippt auf den Füßen, weil es so lange dauert, bis sie dran ist. Inge kauft zwei Kilo „Annabell" und zehn Eier. Sie legt beides in ihren Einkaufstrolley und geht zum nächsten Stand. Dort trifft sie Hedwig, die sie vom Frauentreff kennt. Sie unterhalten sich eine Weile. Inge muss sich nun am Gemüsestand anstellen. Das lange Stehen ist anstrengend. Sie schlenkert ihre Beine abwechselnd hin und her. Der Kunde vor ihr trägt eine Kochjacke und kauft kiloweise Spargel und frischen Bärlauch ein. Jetzt ist Inge dran: Sie braucht für die Kartoffelsuppe Möhren, Lauch und frische Petersilie. Ein Pfund Spargel nimmt sie auch mit und legt alles in ihren Einkaufstrolley.

Dann geht Inge zum Wagen ihres Fleischers. Auch hier muss sie wieder warten. Sie stellt sich auf die Zehenspitzen und reckt sich, um zu schauen, was im Angebot ist. Für die Suppe nimmt sie geräucherten Speck und einen halben Kranz Fleischwurst mit und für den Spargel kauft sie ein paar Scheiben gekochten Schinken. Als sie ihr Wechselgeld annimmt, fällt es doch glatt herunter. Jetzt muss Inge sich bücken und das Kleingeld wieder aufsammeln.

Inge geht nun zum Obststand und kauft ein Schälchen mit frischen Erdbeeren. Die Marktfrau bietet ihr einen Apfel an, in den Inge kraftvoll hineinbeißt. Hmm, ist der saftig und süß! Sie muss sich nach vorne recken, um die Schale mit Erdbeeren entgegenzunehmen und die drei Euro dafür zu bezahlen.

So, jetzt hat Inge eigentlich alles. Sie kommt am Blumenstand vorbei und bestaunt die bunten Blumen. Sie beugt sich vor und riecht an den schön gebundenen Sträußen. Wie das duftet! Sie kauft ein paar rote Pfingstrosen, die sie sehr mag.

Danach geht Inge wieder nach Hause. An der Kreuzung springt die Ampel gerade auf Grün und schnell läuft sie über die Straße.

Puh, der Einkaufstrolley ist ganz schön schwer. Sie muss ihn mal mit der rechten Hand und mal mit der linken ziehen. In der Fußgängerzone schaut sie sich wieder die Schaufenster an – schaut mal nach rechts und mal nach links. Und langsam geht sie nach Hause.

Dort angekommen, stellt sie den Trolley in der Küche ab,, schüttelt Arme und Beine aus und atmet tief durch. Dann räumt sie ihre Einkäufe weg, stellt die Blumen in eine Vase und kocht eine leckere Kartoffelsuppe.

DIE MAIWANDERUNG

Beim Seniorentreff im Gemeindezentrum unterhalten sich Rudolf, Horst und Kurt darüber, dass sie früher am 1. Mai immer zur Gewerkschaftskundgebung gegangen sind. „Das ist ja heute gar nicht mehr üblich", meint Horst. „Nein, heute wandern die junge Leute. Sie packen sich ein paar Bierkästen auf den Bollerwagen und dann ziehen sie los", sagt Kurt. – „Och, das könnte mir auch gefallen", überlegt Rudolf. – „Dann lasst uns doch am 1. Mai eine Wanderung machen", schlägt Kurt vor. „Wir fahren mit dem Bus bis zum Stadtwald, laufen bis zum Schinkenwirt, essen, trinken und ruhen uns dort aus." – „Gute Idee", stimmt Horst zu, „und entweder fahren wir von dort mit dem Bus wieder nach Hause oder wir laufen zurück." – „Na, nu übertreib mal nicht. Zweimal den Weg durch den Stadtwald? Das muss ja nicht sein. Rudolf, du kannst deinen Rollator mitnehmen, der Weg durch den Stadtwald ist eben und gut präpariert", schlägt Kurt vor. – „So machen wir es!", freuen sich die drei Herren.

Am Morgen des 1. Mai verabschieden sich die drei Männer von ihren Frauen, die nicht schlecht staunen, dass ihre Göttergatten wandern gehen.

Sie treffen sich an der Bushaltestelle und halten Ausschau nach dem Bus, der erst mit einigen Minuten Verspätung ankommt. Sie steigen ein und setzen sich [*Gesäß kurz anheben*]. Kurt muss stehen, weil kein Platz mehr frei ist, und hält sich mit der rechten Hand am Haltegriff über seinem Kopf fest und mit der linken an einer Sitzlehne. Breitbeinig schwankt er in den Kurven nach rechts und links und wieder zurück. Wenn der Bus hält, schwankt er nach vorne und fährt der Bus an, schwankt er zurück. Zwischendurch muss Kurt die Arme wechseln.

Endlich kommen sie am Stadtwald an und steigen aus. „Mir ist ganz kodderig", meint Kurt, der froh ist, dass die Busfahrt vorbei ist. Er schüttelt Arme und Beine aus und atmet dreimal tief durch. – „Geht es wieder?", fragt Horst. – „Ja, ja. Lasst uns mal losgehen."

Stramm marschieren die drei Männer den Weg entlang. Das Wetter spielt mit und das Wandern an der frischen Luft tut ihnen gut. Rudolf schiebt seinen Rollator, Kurt und Horst schlenkern mit den Armen. Horst hat seinen Spazierstock dabei, den er immer wieder nach vorne schwenkt. Sie schauen nach rechts in den Wald hinein und dann nach links und freuen sich, dass alles schon so schön grün ist. Sie überlegen, wie die Bäume heißen und welche Pflanzen und Kräuter am Boden wachsen. Sie zeigen sich gegenseitig Vögel, die in den Bäumen singen.

Nachdem sie eine Weile gegangen sind, setzen sie sich auf eine Bank [*Gesäß kurz anheben*]. Dort schütteln sie Arme und Beine aus und atmen tief durch. Sie wippen mit den Füßen und lassen sie kreisen. Dann strecken sie die geschlossenen Beine hoch in die Luft und schauen, wer die Beine am längsten oben halten kann.

Einige junge Leute kommen mit ihren Bollerwagen vorbei. Sie fragen die alten Herren, ob alles in Ordnung sei, und bieten ihnen etwas zu trinken an. Dankend nehmen die drei das Angebot an, trinken einige Schlucke gekühltes Bier und winken den Jugendlichen zum Abschied zu.

Nach der kurzen Rast gehen sie weiter. Hinter einer Kurve liegt ein Baum quer auf dem Weg, der wohl beim letzten Sturm umgestürzt ist und noch nicht weggeräumt wurde. Die Freunde steigen vorsichtig hinüber. Rudolfs Rollator heben sie über den Stamm. Dann gehen sie weiter. Nach einer Weile versperrt ihnen eine große und tiefe Pfütze den Weg. Vorsichtig trippeln sie am Rand drumherum, damit sie keine nassen Füße bekommen.

In der Ferne sehen sie schon das Ausflugslokal. Obwohl sie langsam müde werden, gehen sie mit schnellen Schritten weiter. Dort angekommen, treffen sie die Jugendlichen wieder, die sie mit großem „Hallo" begrüßen. Zum Glück haben sie einen Tisch reserviert, denn es ist sehr voll in dem Lokal.

Erschöpft setzen sich Kurt, Horst und Rudolf [*Gesäß kurz anheben*], schütteln Arme und Beine aus, atmen dreimal tief durch und ruhen sich bei einem guten Mahl und einigen kühlen Bieren aus. Am späten Nachmittag fahren sie dann mit dem Bus wieder nach Hause – müde, aber glücklich.

SOMMER

SPAZIERGANG IM PARK

Heute ist ein warmer Frühsommertag und Ursel möchte im Park spazieren gehen. Zuerst cremt sie sich Gesicht, Hals, Nacken und Arme mit Sonnenmilch ein, dann fährt sie mit den Füßen in ihre bequemen Schuhe und setzt ihren Sonnenhut auf. Als sie vor die Haustür tritt, atmet sie ein paar Mal tief ein und aus, lockert ihre Arme und Beine und marschiert Richtung Park.

Unterwegs sieht Ursel ihre Nachbarin, die im Garten arbeitet. Ursel bleibt stehen. Sie stellt sich auf ihre Zehenspitzen, damit sie über die Hecke schauen und mit Änne reden kann. Änne möchte aber nach einiger Zeit weiterarbeiten und Ursel schüttelt ihre Beine aus und geht weiter zum Park. Dabei schlendert sie den Weg entlang, aber über die große Straßenkreuzung muss sie schnell laufen.

Im Park angekommen, ruht Ursel sich ein Weilchen aus. Sie setzt sich auf eine Bank [*Gesäß kurz anheben*], lässt ihre Beine baumeln [*beide Beine zusammen und auch einzeln*] und atmet tief ein und aus. In einem Baum sieht sie ein Eichhörnchen. Sie beobachtet es [*Hand über die Augen legen und den Kopf mal nach oben, mal nach unten bewegen und auch mal von rechts nach links*], wie es den Baum hoch- und runterklettert, zum nächsten Baum huscht und dort wieder den Stamm hochklettert.

Ursel hat sich genug ausgeruht. Sie geht gemütlich durch den Park und beugt sich mal zu einer Blume und mal zur anderen, um daran zu riechen [*den Rumpf mal zur rechten Seite beugen, mal zur linken Seite*]. Eine Kletterrose duftet so schön. Ursel zieht die Zweige zu sich herunter [*Arme nach oben führen, greifen und nach unten führen – beide Arme gleichzeitig und auch abwechselnd*]. Sie riecht an der Rose. Auch der Jasmin duftet berauschend und Ursel möchte an ihm riechen [*Bewegung wiederholen*].

Danach schüttelt sie ihre Arme aus und trippelt zu einer Bank. Dort ruht sie sich noch einmal aus. Ursel atmet wieder tief durch und beobachtet die weißen Schäfchenwolken hoch oben am blauen Himmel. Als sie Durst verspürt, geht Ursel nach Hause und schwingt dabei ihre Arme. Über die Straßenkreuzung muss sie wieder schnell laufen, weil so viel Verkehr ist.

Änne sitzt jetzt auf der Terrasse und sie lädt Ursel ein, sich dazuzusetzen. Ursel nimmt die Einladung gerne an. Sie trinkt ein Glas Wasser und entspannt sich bei Änne. Ursel atmet tief ein und aus und freut sich über den schönen Tag.

AUSFLUG ZUM MEER: DIE BUSREISE

Die Kirchengemeinde hat einen Tagesausflug zu einem bekannten Ausflugsort an der Nordseeküste organisiert und Anne und Reinhard wollen gerne mitfahren. „Endlich mal eine Gelegenheit, um das Meer wiederzusehen", meint Reinhard. Seit er das Autofahren aufgegeben hat, kommen die beiden nicht mehr so oft raus.

„Ja, das ist doch eine schöne Abwechslung", freut sich Anne. Am nächsten Morgen geht es los. Frühmorgens um sechs Uhr soll der Reisebus abfahren. Anne hat abends eine Tasche mit Proviant, Sonnencreme und Sonnenbrillen gepackt und Reinhard hat seinen Fotoapparat obendrauf gelegt.

Sie steigen gemeinsam mit den anderen Gemeindemitgliedern in den modernen Bus ein und setzen sich [*Gesäß kurz anheben*] auf zwei bequeme, verstellbare Sitze. Dann geht die Reise los. Vier Stunden sind für die Fahrt eingeplant, falls sie auf der Autobahn in keinen Stau kommen.

Aber sie kommen in einen Stau und es geht nicht voran. Anne fühlt sich schon ganz steif in ihrem Sitz. Sie geht auf der Stelle – erst langsam und dann immer schneller. Dabei klopft sie abwechselnd mit den Händen auf die Oberschenkel. Die anderen Fahrgäste stört das nicht, ihnen ist langweilig und sie machen einfach mit. Und weil sie einen so schönen Rhythmus haben, stimmt der Pastor auch gleich ein Lied an: „Hoch auf dem gelben Wagen“ singen alle mit. [*Gerne können Sie auch das Lied anstimmen.*]

Dann streckt Anne ihre Beine nach vorne aus und lässt ihre Füße kreisen. Der Bus ist wirklich komfortabel und es ist genügend Platz. Erst das rechte Bein, dann das linke und dann beide zusammen. Zum Schluss hebt sie beide Beine in die Höhe und hält sie so lange sie kann hoch. Dabei spannt sie Bauch und Po an und lehnt sich etwas zurück. Sie atmet gleichmäßig und lächelt. Die anderen Reisenden machen mit und der kleine Tom kann die Beine am längsten hochhalten. Anne schüttelt ihre Beine aus und atmet ein paar Mal tief ein und aus.

Danach streckt Anne die Arme nach vorne aus und macht ihre Hände abwechselnd ganz schnell auf und zu. Sie reckt sich auf ihrem Sitz in die Höhe und versucht, abwechselnd mit ausgestreckten Armen nach oben bis zur Gepäckablage zu greifen. Herr Müller, der hinter ihr sitzt, macht es ebenso. Er ist so groß, dass er wirklich bis zur Gepäckablage reicht. Er hebt seinen Rucksack herunter und packt sein Frühstück aus. Anne schüttelt ihre Arme aus.

Dann zieht sie die Schultern abwechselnd nach oben und lässt sie nach hinten kreisen. Sie atmet tief durch und fühlt sich gleich lockerer.

„Na, das hast du ja schön gemacht“, meint Reinhard. „Guck mal, wir fahren wieder, und dahinten sieht man schon das Meer.“

„Oh ja, und guck dir die Wellen an. Es scheint ganz schön windig zu sein“, antwortet Anne. In diesem Moment stimmt der Pastor das Lied „Wir lieben die Stürme“ an [*wer möchte, singt dieses Lied*].

Schließlich rollt der Bus auf einen Parkplatz. Die Reisenden steigen aus, recken und strecken sich und atmen tief die frische Meeresbrise ein.

AUSFLUG ZUM MEER: DER STRANDSPAZIERGANG

Anne und Reinhard verabschieden sich von den anderen Reisenden und gehen Richtung Strand. Die Sonne scheint warm, aber immer wieder schiebt der Wind dicke weiße Wolken vor die Sonne. Trotzdem reiben sich Anne und Reinhard Gesicht und Arme mit Sonnencreme ein, setzen ihre Sonnenbrillen und Käppis auf.

Am Strand angekommen, atmen die beiden tief durch und genießen die frische Meeresbrise. Sie ziehen Schuhe und Strümpfe aus, krempeln die Hosen hoch und marschieren an der Wasserkante entlang durch den nassen Sand.

Der Sand ist so weich, dass die Füße darin einsinken, und Anne und Reinhard stapfen mehr, als dass sie gehen. Als das kalte Wasser das erste Mal ihre Füße umspült, hüpft Anne vor Schreck ein Stück zurück. Das Meerwasser ist zwar kalt, aber angenehm weich, und Anne und Reinhard bleiben stehen und lassen ihre Füße umspülen. Dabei schauen sie auf das Meer hinaus und beobachten große Containerschiffe, die am Horizont vorbeifahren – von rechts nach links und von links nach rechts [*rechte Hand über die Augen legen und den Kopf langsam von rechts nach links drehen, dann die Hand wechseln und den Kopf wieder nach rechts drehen*].

Anne und Reinhard gehen langsam weiter und hinterlassen Spuren im Sand. Anne sammelt Muscheln. Immer wieder bleibt sie stehen, bückt sich, hebt eine Muschel auf, begutachtet sie, indem sie sie hin- und herdreht, und wenn die Muschel Annes Ansprüchen standhält, dann legt Anne sie in eine mitgebrachte Dose. Reinhard hebt seinen Fotoapparat vor die Augen und schießt ein paar tolle Fotos für das Erinnerungsalbum. Er hält den Apparat mal hoch in die Luft, mal nach rechts, mal nach links und mal nach unten. Nachdem sie eine Weile gegangen sind, suchen sie sich ein schönes Plätzchen, um zu picknicken. Sie setzen sich auf eine Bank an der Strandpromenade [*Gesäß kurz anheben*] und Anne packt belegte Brote, Kartoffelsalat und eine Thermoskanne mit Kaffee aus. Nun stärken sie sich erst einmal.

Beim Essen beobachten die beiden einen Surfer, der auf den Wellen reitet. Zwei Kinder lassen einen Drachen steigen, der lustig in der Luft tanzt. Ein Hund versucht, die weißen Schaumkronen zu fangen. Er läuft ins Wasser und dann ganz schnell wieder zurück und schüttelt sich. [*Abwechselnd die linke und rechte Hand über die Augen legen, Kopf langsam von einer Seite zur anderen drehen.*]

Die letzten Krümel von seinem Brötchen wirft Reinhard einer Möwe zu, die mit schiefgelegtem Kopf angewatschelt kommt. Doch das hätte er nicht tun sollen, denn urplötzlich sind Anne und Reinhard umringt von Möwen, die auch etwas abhaben möchten. Reinhard wirft Brotkrumen in die Luft und Anne macht Fotos von den herbeikommenden Möwen [*abwechselnd die Arme in die Luft werfen und dann hochschauen und so tun, als ob man Fotos macht*]. Schließlich ist das Brötchen aufgegessen und die Möwen verschwinden. Anne und Reinhard ruhen sich aus. Ganz entspannt sitzen sie auf der Bank, strecken ihre Gesichter der Sonne entgegen, schließen die Augen und atmen tief ein und aus.

Doch nun werden die Wolken immer dichter und dunkler und die Sonne ist bald ganz verschwunden. Der Wind bläst kühl und stark. Anne und Reinhard recken und strecken sich und packen schnell ihre Sachen in die Tasche. Auch die anderen Besucher verlassen fluchtartig den Strand. Da fallen auch schon die ersten Regentropfen und Anne und Reinhard laufen ganz schnell Richtung Bus. Klatschnass kommen sie dort an. Zum Glück ist der Fahrer da und lässt sie und die anderen Fahrgäste einsteigen. Jetzt donnert es sogar und imposante Blitze zucken aus den dunklen Wolken ins graue, stürmische Wasser. Als alle Reisenden wieder da sind, tritt der Bus die Heimfahrt an. Anne und Reinhard sitzen auf ihren bequemen Plätzen, schütteln die Arme und Beine aus und atmen tief durch. Es ist ein schöner Tag am Meer gewesen!

DER BOOTSAUSFLUG

Es ist ein heißer Sommertag und Edgar und Resi machen einen Ausflug zum See. Sie fahren mit ihren Fahrrädern los [*Hände nach vorne strecken und mit den Beinen in der Luft Fahrrad fahren*]. Es geht über viel befahrene Fahrradwege, holperige Feldwege und durch einen dichten Wald. Am See angekommen, stellen Edgar und Resi ihre Fahrräder beim Bootsverleih ab und mieten sich ein Ruderboot.

Sie steigen vorsichtig in das schwankende Boot. Sie haben einen Picknickkorb dabei, den sie vorsichtig auf den Boden stellen. Der Bootsverleiher gibt dem Boot einen Schubs und Edgar schnappt sich die beiden Ruder. Resi macht es sich, so gut es geht, auf der Sitzbank bequem. Edgar rudert das Boot mit kräftigen Schlägen Richtung Seemitte [*die Beine ausstrecken, die Hacken auf den Boden stemmen und mit den Armen Ruderbewegungen ausführen*].

Resi schaut mal nach rechts und mal links und zeigt Edgar dort einen Schwan und auf der anderen Seite eine Entenfamilie. Sie hat ein paar alte Brotrinden mitgebracht und wirft sie den Enten zu. Dann streckt Resi mal die eine Hand ins kühle Wasser und mal die andere [*zur rechten Seite beugen und den Arm lang herunterstrecken, ebenso zur linken Seite*].

Edgar zieht die Ruder hoch und lässt das Bötchen treiben. Er schüttelt die Arme und Beine aus. Dann zieht er seine Schultern abwechselnd hoch und lässt sie nach hinten kreisen. Er wippt mit den Füßen und streckt abwechselnd die Beine nach vorne aus.

Resi packt den Picknickkorb aus: eine Thermoskanne mit kühlem Eistee, ein paar gezuckerte Erdbeeren und zwei Stücke Wassermelone und belegte Brötchen mit Käse und Gurkenscheiben. Edgar und Resi lassen es sich gut schmecken.

Ein Tretboot fährt rechts an ihnen vorbei [*mit ausgestreckten Beinen in der Luft Tretboot fahren*] und Edgar und Resi winken. Gerade, als Resi die Reste des Picknicks eingepackt hat, fährt ein Motorboot ganz schnell an ihnen vorbei, sodass ihr Boot mächtig ins Schwanken kommt. Sie müssen sich am Bootsrand festhalten [*an den Armlehnen festhalten und nach rechts und links schunkeln*]. Edgar schimpft.

Auf einmal schieben sich dunkelgraue Wolken vor die Sonne. Schnell nimmt Edgar die Ruder und paddelt zurück zum Bootsanleger. Um das Boot gut zu manövrieren, muss er auch mal nur mit rechts rudern und mal mit links. Der Bootsverleiher zieht mit einem Haken das Boot ganz dicht an den Kai heran und Edgar und Resi steigen aus. Da fallen auch schon die ersten Tropfen.

In der Nähe ist ein Café, dahin laufen die beiden und setzen sich ins Trockene [*Gesäß kurz anheben*]. Bei einer Tasse Kaffee warten sie den Schauer ab. Als die Sonne wieder scheint, fahren sie mit ihren Fahrrädern zurück nach Hause.

DAS MINIGOLFSPIEL

Heute unternimmt der Seniorentreff einen Ausflug. Es geht zum Minigolfspielen in den nahegelegenen Park. Alle freuen sich schon darauf und das Wetter spielt auch mit: Die Sonne strahlt warm von einem wolkenlosen blauen Himmel.

Die Senioren treffen sich am Gemeindehaus. Sie begrüßen sich [*mit dem Kopf nach allen Seiten nicken*], winken [*abwechselnd mit dem rechten und dem linken Arm*] und lächeln sich zu. Dann gehen sie gemeinsam zum Park [*auf der Stelle gehen und dabei die Arme mitbewegen*]. Beim Minigolfplatz angekommen, setzt sich die Gruppe an die Tische, während die Gruppenleiterin für alle bezahlt und Schläger und Bälle, Spielblöcke und Stifte entgegennimmt. Die Senioren schütteln noch einmal Arme und Beine aus, atmen tief durch, und dann geht es auch schon los.

Traudl fängt mit der ersten Bahn an. Mit Schwung holt sie mit dem Schläger aus [*Hände zusammenlegen, Arme zum Schwungholen nach rechts führen und dann nach links schwingen*], aber sie trifft den Ball nicht. Mist! Beim zweiten Versuch holt sie wieder mit dem Schläger aus, trifft den Ball … der dann über die ganze Bahn bis ins Blumenbeet fliegt. Traudl läuft zum Blumenbeet, bückt sich nach dem Ball und startet ihren letzten Versuch. Sie holt wieder mit dem Schläger aus, trifft den Ball und der rollt und rollt und rollt und landet dann doch tatsächlich im Loch. Traudl hebt beide Arme hoch, stellt sich auf die Zehenspitzen und jubelt.

Jetzt ist Franz an der Reihe: Franz ist Linkshänder und stellt sich auf die andere Seite der Bahn. Er bückt sich und legt den Ball auf den Ausgangspunkt, stellt sich breitbeinig hin, dreht sich weit nach links und holt aus. Der Ball rollt bis in die Nähe des Lochs, aber noch nicht hinein. Franz geht zum Ball, stellt sich wieder breitbeinig hin und gibt der Kugel nur einen kleinen Schubs. Die rollt einmal um das Loch herum und bleibt dann liegen. Mit dem letzten Schubser verschwindet sie darin.

Jetzt sind noch Ursel, Günther, Wilhelm und Rosi an der Reihe [*die Übung noch viermal wiederholen*]. Dann geht es zur nächsten Bahn.

So spielen die sechs Senioren den ganzen Parcours durch. Manchmal fliegt der Ball in hohem Bogen in die Büsche und manchmal rollt er schon beim ersten Schlag ins Loch. Wilhelm versucht doch tatsächlich einmal zu schummeln, aber Rosi schimpft mit ihm und er kommt mit seiner Schummelei nicht durch.

Traudl und Franz haben schon den ganzen Parcours bewältigt. Sie rechnen nun ihre Punkte zusammen und warten auf die anderen. Die beiden setzen sich auf eine Bank [*Gesäß kurz anheben*], strecken die Beine in die Luft und schauen, wer die Beine am längsten oben halten kann [*dabei Bauch und Po anspannen, etwas zurücklehnen, gleichmäßig atmen und lächeln*]. Dann wippen sie mit den Füßen [*Füße auf die Zehenspitzen stellen, über die Fußsohle bis zur Ferse abrollen und wieder zurück*]. Sie strecken das rechte Bein aus und kreisen mit dem Fuß, dann strecken sie das linke Bein aus und kreisen mit dem Fuß. Sie schütteln die Beine aus. Dann strecken sie die Arme weit vor dem Körper aus und ballen abwechselnd die Hände zu Fäusten. Nun heben sie die Schultern an und lassen sie wieder fallen – beide zusammen und danach abwechselnd. Dann lassen sie beide Schultern nach hinten kreisen. Jetzt schütteln sie die Arme aus und atmen tief ein und aus.

Endlich sind die anderen auch mit dem Parcours fertig. Die Punkte werden zusammengezählt und verglichen. Traudl ist doch tatsächlich die Siegerin! Sie freut sich sehr [*Arme hochstrecken und „jubeln“*] und gibt allen ein Eis aus. Es war ein schöner Nachmittag und jeder geht glücklich nach Hause.

MARMELADE KOCHEN

Heute Morgen beschließt Ursel, dass es Zeit ist, die Erdbeeren zu pflücken und Marmelade zu kochen.

Sie zieht ihre Gartenschuhe an, greift nach einem Korb und geht in den Garten. Vorsichtig tritt sie zwischen die Erdbeerpflanzen und bückt sich, um zu schauen, welche Erdbeeren schön rot und reif sind und gepflückt werden können. Mit der einen Hand hält sie die Blätter der Pflanze zur Seite und mit der anderen Hand löst sie die Früchte von den Stängeln. Dann legt sie die Erdbeeren vorsichtig in ihren Korb. Ab und zu nascht Ursel auch einmal eine Erdbeere.

Dann stellt sie ihren Korb ein Stückchen weiter ab und macht einen Schritt zur nächsten Pflanze. Sie bückt sich wieder, hält mit einer Hand die Blätter zur Seite und pflückt mit der anderen die Früchte ab. Sie legt die Früchte in ihren Korb, rückt diesen ein Stückchen weiter und macht einen Schritt zur nächsten Pflanze. Das ist sehr mühselig und zwischendurch muss sie sich recken und strecken und tief durchatmen. Am Ende der Reihe schüttelt sie ihre Arme und Beine aus, atmet noch einmal tief ein und aus und geht zum nächsten Beet.

Als der Korb voll ist, geht Ursel ins Haus. Sie lässt Wasser in eine große Schüssel laufen und wäscht die Erdbeeren. In einem Sieb lässt sie sie abtropfen. Dann holt sie die Waage aus dem Küchenschrank. Die steht ganz oben und Ursel muss auf einen Stuhl steigen und sich recken, damit sie an die Waage kommt. Sie steigt wieder hinunter und stellt die Waage auf den Tisch. Gelierzucker ist im Vorratsschrank, sie geht dorthin und muss sich bücken, weil der Zucker ganz unten steht.

Die Gläser für die Marmelade sind im Keller. Sie geht vorsichtig mit ihrem Korb am Arm die Kellertreppe herunter, nimmt jedes Glas einzeln aus dem Regal und legt es in ihren Korb, eins nach dem anderen. So, das reicht – jetzt steigt sie die Treppe wieder hoch. In der Küche spült sie die Gläser noch einmal gründlich ab. Dann setzt sie sich auf einen Stuhl [*Gesäß kurz anheben*] und macht eine Pause. Sie schüttelt die Beine aus und wackelt mit den Füßen, sie schüttelt die Arme und Hände aus. Ursel atmet ein paar Mal tief ein und aus.

Sie nimmt mit beiden Händen den großen Topf aus dem Schrank und stellt ihn auf den Herd. Sie wiegt die Erdbeeren ab und füllt sie in den Topf, dann misst sie den Zucker ab und gibt ihn zu den Erdbeeren. Sie stellt den Herd an und rührt alles gut durch, damit nichts anbrennt. Sie rührt mit beiden Händen abwechselnd. Als der Zucker mit den Erdbeeren verkocht ist, stellt sie den Herd ab, nimmt den Topf und füllt mit einer Kelle die Marmelade in ein Glas. Sie schraubt den Deckel darauf und stellt das Glas auf den Kopf. Genauso macht sie es mit den anderen Gläsern. [*Bewegungsablauf mehrmals wiederholen.*]

Ursel spült den Topf und das andere Geschirr ab, trocknet alles ab und stellt es zurück an seinen Platz. Dann setzt sie sich an den Küchentisch [*Gesäß kurz anheben*] und schreibt Etiketten für die Marmeladengläser, die sie danach aufklebt. Bis auf ein Glas legt Ursel alle Gläser wieder in den Korb, hebt den schweren Korb hoch und geht vorsichtig die Kellertreppe hinunter. Unten stellt sie die Gläser ins Regal, eins nach dem anderen. Dann steigt sie die Stufen wieder nach oben und setzt sich auf einen Stuhl in der Küche. Sie schüttelt noch einmal Beine und Arme aus und atmet tief durch. Jetzt hat sie sich eine Belohnung verdient [*in die Hände klatschen*]. Sie kocht sich eine Tasse Kaffee und isst dazu ein Erdbeermarmeladenbrot.

WANDERN IN DEN BERGEN

Gustl und Resi fahren heute mit der Seniorengruppe in die Berge. Sie wollen ein paar Stunden auf einem gut begehbaren und barrierefreien Weg wandern. Sie haben sich bequeme Schuhe angezogen, Käppis aufgesetzt und mit Sonnenmilch eingecremt: das Gesicht, den Nacken und die Arme. Außerdem haben beide einen kleinen Rucksack mit einer Trinkflasche und einer Dose mit Proviant, Pflaster für den Notfall und Sonnenbrillen dabei.

Mit Fahrgemeinschaften geht es zum Ausflugsstart. Dort angekommen, schütteln Gustl und Resi ihre Beine und Arme aus, recken und strecken sich und atmen die gute Luft tief ein und aus. Dann geht es los:

Sie marschieren flott los und bewegen ihre Arme dabei mit. Leider hat es gestern geregnet und große Pfützen versperren den Weg. Gustl und Resi müssen große Schritte machen, damit sie keine nassen Füße bekommen. Dann geht es zügig weiter. Etwas Geröll liegt auf dem Weg, sodass die beiden ganz vorsichtig und langsam gehen müssen. Auch das schaffen sie und weiter geht es mit beschwingtem Schritt. Dort drüber kann man ein paar Gamsen sehen. Damit sich die scheuen Tiere nicht erschrecken, müssen Gustl und Resi schleichen. Mit kleinen, vorsichtigen Trippelschritten gehen sie vorbei und marschieren dann flott weiter. Weil Gustl und Resi so lange die Gamsen beobachtet haben, ist die Gruppe schon ein ganzes Stück voraus. Damit sie die anderen nicht verlieren, laufen Gustl und Resi schnell weiter.

Sie treffen die anderen an einer Almhütte wieder. Dort setzen sie sich und machen eine Vesperpause [*Gesäß kurz anheben*]. Sie schütteln Arme und Beine aus und atmen tief durch. Dann stellen sie die Beine nebeneinander, wippen mit den Füßen, heben die Füße abwechselnd an und lassen sie kreisen. Sie strecken beide Beine gerade nach vorne aus und wackeln und kreisen mit den Füßen in der Luft. Dabei spannen sie Bauch und Po an und atmen gleichmäßig weiter. Jetzt heben sie die Beine noch ein Stückchen höher und versuchen, sie so lange zu halten, wie es geht. Im Anschluss schütteln sie die Beine aus.

Nach der Ruhepause geht es weiter. Gustl und Resi genießen die Aussicht. Man kann weit in das Tal blicken [*Hände abwechselnd über die Augen legen, von rechts nach links schauen und wieder zurück*]. Am Himmel gleitet ein Drachenflieger langsam ins Tal und Gustl und Resi zeigen ihn den anderen [*abwechselnd den rechten und den linken Arm ausstrecken und zeigen*].

Dann geht es weiter. Auf einmal werden sie von einem Schwarm Mücken umhüllt. Wild wedelt Resi mit den Armen, um die lästigen Tiere zu verscheuchen [*mit den Armen abwechselnd nach vorne und nach hinten kreisen*]. Schnell gehen die beiden weiter und lassen die Mücken hinter sich. Resi ist ein paar Mal gestochen worden, aber Gustl meint schulterzuckend, das sei doch nicht so schlimm [*die Schultern zusammen und abwechselnd heben und senken*].

Das letzte Stück müssen sie jetzt doch noch bergan steigen. Jetzt geht es nur ganz langsam voran. Sie wischen sich den Schweiß von der Stirn, mal mit dem linken Handrücken und mal mit dem rechten. Schließlich erreichen sie die Seilbahn, die sie wieder ins Tal bringen wird. Gemütlich setzen Gustl und Resi sich in die Gondel und genießen noch einmal den tollen Blick auf die Berge. Unten angekommen, schütteln sie Arme und Beine aus und atmen ein paar Mal tief ein und aus. Dann geht es zurück nach Hause.

HERBST

HERBSTSPAZIERGANG

Heute ist ein warmer Herbsttag und Otto macht einen Spaziergang. Als er aus dem Haus tritt, macht er sich erst einmal ganz groß und atmet tief ein und aus.

Dann geht er los. Erst geht er langsam und bewegt dabei seine Arme. Dann geht er immer schneller und schneller – so schnell, wie er kann. Dann wird er wieder langsamer und langsamer. Seine Arme bewegt er mit und er richtet sich ganz gerade auf. Otto atmet gleichmäßig und lächelt.

Als er zum Wald kommt, liegen dort viele Äste auf dem Weg, die der letzte Sturm abgeknickt hat. Er muss über die Äste hinübersteigen und dabei die Knie ganz weit nach oben ziehen. Das geht eine ganze Weile so. Dann liegt auf dem Weg plötzlich ganz viel Laub, das der Wind schon von den Bäumen heruntergeblasen hat. Otto mag, wie das Laub raschelt, und er schlendert gemütlich durch die Blätter.

Er kommt an eine Bank, die in der Herbstsonne steht, und setzt sich hin [*Gesäß kurz anheben*]. Er schüttelt Arme und Beine aus. Dann atmet er ganz tief durch die Nase ein und durch den Mund aus. Er streckt sein Gesicht Richtung Sonne, schließt die Augen und genießt die Wärme.

Er hebt die Beine an und lässt seine Füße kreisen. Mal den rechten und mal den linken und mal beide zusammen. Jetzt zieht er die Füße an und streckt sie. Mal den rechten und mal den linken und mal beide zusammen. Dann schüttelt er die Füße aus und geht weiter.

Otto kommt an einer Brombeerhecke vorbei und pflückt ein paar schöne, reife Brombeeren. Dazu muss er sich mal hochrecken und mal tief bücken, er pflückt abwechselnd mit der rechten und mit der linken Hand. Mal angelt er ganz weit rechts nach einer Brombeere und mal ganz weit links. Mal rechts oben und mal rechts unten und auch auf der linken Seite.

Als er von den vielen Brombeeren satt ist, schüttelt er seine Arme aus und geht weiter. Dabei zieht er seine Schultern hoch, erst abwechselnd und dann beide zusammen. Er lässt die Schultern mal nach vorne kreisen und mal nach hinten.

An einem Baum klettert ein Eichhörnchen hoch. Mit der Hand über den Augen beobachtet er es. Das Eichhörnchen springt zum nächsten Baum und Otto guckt nach rechts. Das Eichhörnchen flitzt den Stamm hinunter und Otto schaut nach unten. Das Eichhörnchen rennt über den Waldboden und saust links einen Baum wieder hinauf. Und Otto schaut ihm nach. Dann sieht Otto das Eichhörnchen nicht mehr. Er geht nach Hause, dabei schlenkert er seine Arme.

Zu Hause angekommen, schüttelt er seine Arme und Beine aus, atmet ein paar Mal tief durch die Nase ein und durch den Mund aus und freut sich über den schönen Herbstspaziergang.

DER JAHRMARKTBESUCH

Der Jahrmarkt ist in der Stadt! Wir möchten die Karussells anschauen und die bunten Buden und uns gebrannte Mandeln kaufen.

Wir schlüpfen in unsere Schuhe und unsere Jacken, stecken natürlich auch das Portemonnaie in die Tasche und gehen los. Am Ende der Straße müssen wir an einer roten Ampel stehen bleiben, bei Grün gehen wir weiter. Wir gehen beschwingt und bewegen die Arme mit. Wir können schon die blinkenden Lichter sehen [*Hände über die Augen legen*], die Musik hören und die lauten Stimmen der Budenbesitzer [*Hände hinter die Ohren legen*].

Das Menschengedränge wird immer dichter. Wir lassen uns mitschieben und können nur kleine, langsame Schritte machen. Wir schauen nach rechts und sehen eine Schießbude und auf der linken Seite kann man Currywürste kaufen. Wieder rechts duftet es nach Glühwein und wenn wir nach links schauen, sehen wir, dass dort gerade jemand einen großen Stoffteddy an der Losbude gewonnen hat. Wir wollen auch unser Glück versuchen und kaufen drei Lose. Wir wickeln das erste Los aus [*Bewegung mit den Fingern nachahmen*] – Niete. Wir wickeln das zweite Los aus – Niete. Jetzt wickeln wir auch das dritte Los aus – gewonnen! Wir hüpfen vor Freude ein paar Mal in die Luft und klatschen in die Hände. Uns wird ein kleiner grüner Kaktus überreicht. Na, immerhin etwas! Wir nehmen ihn vorsichtig in die Hand und tragen ihn sachte durch die Menschenmasse. Wir werden mitgeschoben und schlurfen über den Asphalt. Wenn es einmal nicht weitergeht, stellen wir uns auf die Zehenspitzen, machen uns ganz groß und schauen über den Kopf unseres Vordermannes hinweg.

Wir schauen nun wieder nach rechts, dort kann man Zuckerwatte kaufen. Und links kann man mit Bällen Dosen abwerfen. Das wollen wir auch versuchen. Wir werfen mal mit der linken Hand und mal mit der rechten. Das wiederholen wir so lange, bis alle Dosen umgeworfen sind. Wir dürfen uns als Preis einen Luftballon aussuchen. Wir nehmen den roten und halten ihn gut mit der einen Hand fest. In der anderen tragen wir unseren Kaktus. Langsam gehen wir weiter. Wir kommen nur sehr, sehr, sehr langsam voran.

Dort drüben ist das Riesenrad. Wir stellen uns in der Schlange an. Wir wippen auf den Füßen, weil es so lange dauert. Jetzt dürfen wir einsteigen und setzen uns [*Gesäß kurz anheben*]. Unsere Gondel fährt höher und höher und dreht sich dabei. Wir schauen mal nach rechts hinunter und mal nach links, die Menschen werden immer kleiner und wir sehen die Lichter des Jahrmarkts und der Stadt. Wir können die anderen Fahrgeschäfte sehen, von denen laute Musik, Geschrei und Lachen zu uns hinaufschallt. Wir setzen uns gerade hin und atmen tief ein und aus, denn uns ist etwas schwindlig. Trotzdem ist es eine schöne Fahrt.

Unten angekommen, steigen wir wieder aus und gehen mit der drängelnden Menschenmenge weiter. Dort drüben gibt es gebrannte Mandeln. Wir kaufen ein Päckchen und stecken es in unsere Jackentasche. Dann hören wir einen Knall und schauen nach oben. Das Feuerwerk beginnt. Mit lauten „Aaaahs“ und „Ooohs“ bewundern wir die schnell verglühenden Bilder der Raketen. Zum Schluss klatschen wir Applaus.

Glücklich gehen wir nach Hause. Dort angekommen, ziehen wir Schuhe und Jacke aus, stellen den Kaktus auf die Fensterbank, binden den Luftballon an der Stuhllehne fest, schütteln Arme und Beine aus und knabbern ein paar Mandeln.

GARTENARBEIT

Heute ist das Wetter genau richtig, um den Garten für den Winter vorzubereiten. Wir ziehen unsere Gartenschuhe an, dann die Handschuhe und schlüpfen in eine alte Jacke – erst mit dem linken Arm und dann mit dem rechten. So, jetzt sind wir bereit.

Wir beginnen damit, den Rasen ein letztes Mal in diesem Jahr zu mähen. Wir schieben den Rasenmäher Bahn für Bahn über das Gras [*Hände nach vorne halten und auf der Stelle gehen*]. Nach der Hälfte schütteln wir Arme und Beine aus und leeren den Auffangkorb des Rasenmähers. Wir müssen den Auffangkorb mit beiden Händen festhalten und kräftig schütteln, damit das geschnittene Gras in den Gartensack fällt. Jetzt schieben wir den Rasenmäher weiter und mähen den Rest [*Hände nach vorne halten und auf der Stelle gehen*]. Zum Schluss schütteln wir wieder unsere Arme und Beine aus und leeren den Auffangkorb. Wir müssen ihn wieder gut festhalten und kräftig schütteln. Wir säubern unseren Rasenmäher und stellen ihn zurück in den Schuppen.

Jetzt möchten wir eine neue Rose und eine Staude pflanzen. Dafür müssen wir die Erde mit der Grabegabel auflockern. Wir nehmen den Stiel in beide Hände, stoßen die Gabel vor uns in den Boden und treten mit dem Fuß nach. Dann ziehen wir den Stiel zu uns heran. Das wiederholen wir mehrmals [*dabei auch mal den anderen Fuß benutzen*], bis die Erde schön locker ist.

Wir bücken uns und ziehen etwas Unkraut aus der Erde [*zur rechten Seite beugen und mit beiden Händen abwechselnd Greifbewegungen in Richtung Boden machen; dann aufrichten, zur linken Seite beugen und Greifbewegungen in Richtung Boden machen*].

Jetzt pflanzen wir unsere Rose ein. Dazu graben wir zuerst mit einer Handschaufel ein Loch in den lockeren Boden [*mit beiden Händen abwechselnd Schaufel-Bewegungen machen*]. Wir setzen die Rose ein, schieben das Loch zu und klopfen die Erde ganz fest [*mit den Händen gleichzeitig und auch abwechselnd auf die Oberschenkel klopfen*]. Genauso machen wir es mit der Staude: Erst graben wir ein Loch [*abwechselnd mit beiden Händen*]. Dann setzen wir die Staude ein, schieben das Loch zu und klopfen die Erde ganz fest. Jetzt können wir unsere Pflanzen angießen.

Damit wir im Frühjahr schöne Blumen haben, setzen wir Blumenzwiebeln in die Erde. Rote und gelbe Tulpen, blaue Krokusse und weiße Narzissen sollen uns nach dem langen Winter erfreuen. Wir nehmen jeweils eine Zwiebel und stecken sie rechts oder links von uns in die Erde [*mit den Füßen einen Schritt nach rechts machen, Oberkörper nach rechts beugen und mit der rechten Hand versuchen, Richtung Boden zu gelangen. Wieder aufrichten. Dann einen Schritt nach links machen, Oberkörper nach links beugen und mit der linken Hand versuchen, Richtung Boden zu gelangen; mehrmals wiederho-*

len]. Zum Schluss schütteln wir Arme und Beine aus und atmen ein paar Mal tief durch.

Wir gehen durch den Garten und schauen, was wir noch zu tun haben [*gehen, stehen bleiben und dann Hände abwechselnd über die Augen legen und umherschauen; diesen Ablauf dreimal durchführen, wobei sich der Kopf erst nach oben, dann nach rechts und dann nach links wendet].*

Dann holen wir die große Heckenschere und die Astschere aus dem Schuppen und schneiden die Stauden und die Bäume. Wir müssen uns recken, um an die Äste zu gelangen [*Arme vor dem Körper ausstrecken, öffnen und schließen und dabei halbkreisförmig nach oben und wieder nach unten führen*]. Nachdem alle Äste abgeschnitten sind, lockern wir die Schultern, indem wir sie hochziehen und wieder fallen, nach vorne und nach hinten kreisen lassen. – Oh, da haben wir doch glatt einen Ast vergessen. Wir holen die Leiter aus dem Schuppen, stellen sie an den Baum und steigen hinauf [*Hände zu Fäusten geballt vor den Körper halten, gegenläufig hoch- und runterbewegen, gleichzeitig die Knie im Wechsel hochziehen*]. Wir schneiden den Ast ab und steigen wieder hinunter [*entsprechende Bewegungen wiederholen*]. Wir räumen die Leiter fort, bündeln unsere Äste und legen ein paar Tannenzweige als Frostschutz auf empfindliche Pflanzen.

Jetzt schütteln wir unsere Arme und Beine aus und atmen tief durch. Geschafft! Der Winter kann kommen.

WIR LASSEN EINEN DRACHEN STEIGEN

Heute weht ein schöner Wind. Das ist perfekt, um einen Drachen steigen zu lassen. Wir setzen uns eine Mütze auf und ziehen uns festes Schuhwerk an. Dann binden wir unseren Drachen auf dem Gepäckträger unseres Fahrrads fest und fahren mit dem Rad zum Stoppelfeld [*Beine anheben und Rad fahren, dabei die Arme nach vorne strecken, Schultern runter, den Rücken gerade, den Bauch einziehen und den Po anspannen; gleichmäßig atmen und … lächeln*].

Wir treffen einige Bekannte und grüßen mal nach rechts und mal nach links mit einem Kopfnicken. Am Stoppelfeld angekommen, stellen wir unser Rad ab. Wir schütteln Arme und Beine aus und atmen tief ein und aus.

Wir halten unseren Drachen in der rechten Hand, heben den rechten Arm über unseren Kopf und laufen los. Wir öffnen unsere Hand und lassen den Drachen los – aber er fällt herunter. Mit beiden Händen wickeln wir die Schnur wieder auf. Dann bücken wir uns, heben den Drachen mit der linken Hand auf und versuchen es erneut. Diesmal halten wir den Drachen ganz fest in unserer linken Hand, heben den linken Arm über unseren Kopf und laufen wieder los. Und jetzt: loslassen! Doch es klappt wieder nicht. Wir wickeln die Schnur erneut auf. Dann wiederholen wir das Ganze noch einmal mit dem rechten Arm und dann mit dem linken.

Endlich haben wir Glück und der Wind nimmt den Drachen mit. Die Schnur rollt langsam ab, wir halten die Spule gut fest, wir stehen auf dem Feld und schauen dem Drachen zu, wie er am Himmel tanzt [*die rechte Hand über die Augen legen, den Kopf heben und nach oben schauen*]. Wir stehen gerade, Brust heraus, Schultern runter, Bauch rein und Po angespannt, die Füße stehen nebeneinander auf dem Boden. Dabei atmen wir kräftig ein und aus, durch die Nase tief bis in den Bauch hinein, Luft anhalten und langsam durch den Mund wieder ausatmen. Das wiederholen wir ein paar Mal.

Schließlich wickeln wir die Schnur wieder langsam auf und holen unseren Drachen zu uns. Wir binden ihn auf dem Gepäckträger unseres Fahrrads fest und radeln nach Hause [*Radfahrbewegungen wie zuvor*].

Zu Hause angekommen, schütteln wir Arme und Beine aus. Dann nehmen wir unseren Drachen und legen ihn oben auf den Schrank, wir setzen die Mütze ab und ziehen die Schuhe aus. Wir setzen uns gemütlich hin [*Gesäß kurz anheben*] und trinken ein Glas Wasser.

EIN KEGELNACHMITTAG

Ferdinand ist heute mit seinem Seniorentreff zu einem Kegelnachmittag verabredet. Er freut sich schon sehr darauf, denn früher hat er regelmäßig gekegelt und dabei gesellige und lustige Abende verbracht. Ferdi geht mit beschwingtem Schritt los und bewegt die Arme mit.

Alle treffen sich an der Dorfkneipe, die heute extra für die älteren Herren früher öffnet. Von Weitem sieht er schon die anderen und winkt ihnen zu. Mit großem „Hallo“ begrüßen sich die Männer, gehen zusammen in die Kneipe und steigen die Kellertreppe zur Kegelbahn hinab. Hier sucht sich jeder einen Platz, es wird etwas zu trinken bestellt und der Schriftführer schreibt alle Namen an die Tafel. Die Senioren überlegen, welche Spiele gespielt werden sollen. Dann kegeln sich alle zusammen erst einmal warm.

Und schon geht es los: Zuerst geht es darum, alle Neune zu werfen. Ferdi ist als Dritter dran. Er steht auf, geht zur Bahn, bückt sich nach der Kugel, nimmt Anlauf und stößt die Kugel mit Schwung auf die Bahn. Sie rollt und rollt und rollt … von der Bahn herunter. Schade!

Ferdi greift nach der nächsten Kugel, nimmt wieder Anlauf und lässt die Kugel diesmal sanft auf die Bahn gleiten. Die Kugel rollt und rollt und rollt ... diesmal auf der anderen Seite der Bahn herunter. Mist! Jetzt hat Ferdi nur noch einen Versuch.

Er bückt sich nach der grünen leichten Kugel. Er wiegt sie in der Hand, er dreht sie, er streckt den Arm nach vorne und nach hinten, er nimmt Anlauf und wirft die Kugel auf die Bahn. Die Kugel rollt und rollt und rollt ... in die Kegel hinein. Zwei fallen um, dann drei und noch drei und auch der letzte Kegel wackelt und kippt und fällt um. Alle Neune!

Von den anderen kommt ein lautes „Na so was, wie hast du das denn gemacht?". Ferdi geht mit stolz geschwellter Brust auf seinen Platz zurück [*gerade aufrichten und die Brust nach vorne schieben*].

So geht es nun Runde für Runde, und wenn Ferdi nicht dran ist, dann setzt er sich [*Gesäß kurz anheben*] und rollt seine Füße ab von den Zehenspitzen bis zu den Hacken. Er streckt die Beine aus, hebt sie abwechselnd an und wackelt mit den Füßen. Zum Schluss hält er die Beine so lange gestreckt in der Luft, bis sie zu schwer werden.

Nun reckt und streckt er sich. Er greift abwechselnd mit ausgestreckten Armen hoch über den Kopf und tut so, als wolle er etwas pflücken. Dann schüttelt er Arme und Beine aus und lässt die Schultern nach hinten kreisen. Danach hebt er abwechselnd die Schultern hoch und lässt sie wieder fallen. Zum Schluss atmet er tief ein und aus.

Die Kegelrunde ist vorbei, jetzt werden alle Punkte zusammengezählt. Und tatsächlich gewinnt Ferdi mit einem Punkt

Vorsprung vor Heinz. Ferdi freut sich sehr und gibt allen ein Bier aus. Es wird noch geredet und gelacht. Dann steigen sie alle die Kellertreppe wieder hoch, verabschieden sich vom Wirt und voneinander. Ferdi winkt den anderen noch einmal zu und geht dann müde nach Hause. Es war ein toller Nachmittag.

LATERNENUMZUG

Anne wurde von ihrer Enkeltochter Marie gebeten, doch dieses Jahr mit ihr gemeinsam zum Laternenumzug zu gehen. Sie ziehen sich feste Schuhe an und schlüpfen in dicke Jacken – erst in den linken Ärmel und dann in den rechten. Sie streifen sich Handschuhe über – den rechten und dann den linken – und setzen sich ihre Mützen auf. Dann zünden Anne und Marie die Kerze in der Laterne an – sie haben zusammen eine leuchtende Sonne gebastelt – und brechen auf. Der Martinsumzug findet auf dem Marktplatz statt.

Anne hält in der linken Hand den Laternenstab und mit der rechten hält sie Marie fest. Sie müssen eine Weile gehen, bis sie den Marktplatz erreichen. Ab und zu ist eine große Pfütze auf dem Gehweg, dann müssen sie einen großen Schritt darüber machen. Sie bleiben am Bordstein stehen, wenn sie eine Straße überqueren wollen und schauen erst einmal nach links und rechts und wieder nach links, ob die Straße frei ist. Nach einer Weile kommen sie am Marktplatz an.

Sie stellen sich zu den vielen Kindern. Anne gibt Marie die Laterne und schüttelt erst einmal ihre Arme und Hände aus. Und auch die Beine und Füße schüttelt sie aus. Dann stellt sie sich auf die Zehenspitzen und versucht, über die Köpfe der anderen hinweg St. Martin auf seinem Pferd zu sehen [*ein paar Mal auf die Zehenspitzen stellen und dabei die Hände abwechselnd über die Augen halten*].

Sie bewundert mit Marie zusammen die vielen schönen Laternen und zeigt mal mit dem rechten Arm und mal mit dem linken Arm auf besonders schöne Exemplare [*Arme abwechselnd ausstrecken und in die verschiedenen Richtungen zeigen*]. Man kann grüne Frösche und rote Marienkäfer sehen. Es gibt bunte Bastel-Laternen aus Wachspapier und aus Plastikflaschen und gekaufte Mondgesichter.

Der Umzug will und will nicht losgehen. Anne wird es langweilig und sie wippt auf ihren Füßen auf und nieder. Endlich setzt sich der Laternenumzug in Gang. St. Martin reitet auf seinem Pferd vorneweg und die Blaskapelle geht hinterher. Anne nimmt die Laterne in die rechte Hand und Maries Hand in die linke und sie reihen sich in die Schar der Menschen ein und gehen los. Sie ziehen durch die Straßen der Innenstadt. Ab und zu müssen sie stehen bleiben, weil es nicht vorangeht. Aber nach einer Weile setzt sich der Zug wieder in Gang. Schließlich kommen sie wieder am Marktplatz an. Jetzt werden Hefemänner verteilt. Sie warten, bis sie an der Reihe sind und Anne schüttelt dabei noch einmal Arme und Beine aus.

Langsam wird es Anne und Marie kalt und sie hüpfen auf der Stelle. Endlich bekommt Marie ihren Hefemann und Enkeltochter und Oma gehen nach Hause. Anne trägt wieder die Laterne in der einen Hand und hält Maries Hand in ihrer anderen gut fest. Wenn sie eine Straße überqueren müssen, bleiben sie stehen und schauen nach links und rechts und wieder nach links. Auch die großen Regenpfützen sind noch da, über die man einen großen Schritt machen muss. Zu Hause angekommen, ziehen sie Handschuhe, Jacken und Schuhe aus und setzen ihre Mützen ab. Sie schütteln Beine und Arme aus und atmen ein paar Mal tief durch. Dann trinken sie Kakao und essen den Hefemann auf.

WINTER

AUF DEM WEIHNACHTSMARKT

Thea und Lina wollen heute den Weihnachtsmarkt besuchen. Sie treffen sich an der Bushaltestelle und warten auf den Bus. Brrrr, ist das kalt! Gut, dass die beiden sich warm angezogen haben.

Der Bus kommt, Thea und Lina steigen ein und fahren bis zur Stadtmitte. Dort steigen sie wieder aus und gehen zur Fußgängerzone, wo bereits die ersten Buden stehen. Sie schlendern über den Weihnachtsmarkt und schauen sich links und rechts die schönen Dinge an, die in den einzelnen Hütten verkauft werden. Hier gibt es kunstvoll geschnitzte Krippen mit dazugehörenden Figuren aus Holz. Dort kann man herrlich duftende Kerzen aus Bienenwachs kaufen. Weiter drüben wird liebevoll gestaltetes Holzspielzeug angeboten und in der übernächsten Bude kann man bunte Weihnachtskugeln und Dekoration erstehen. Zwischendurch gibt es Glühweinstände und Wagen, die Kartoffelpuffer oder Bratwurst verkaufen. Es duftet herrlich! Thea und Lina schlendern mal hierhin und mal dorthin. Sie bleiben immer wieder stehen, schauen sich alles an und zeigen sich gegenseitig die schönen Dinge. Thea kauft sich eine kunstvoll geschnitzte Bienenwachskerze und Lina gönnt sich eine Naturseife, die nach Orangen duftet.

Als die beiden müde werden und ihnen kalt wird, setzen sie sich in ein Café [*Gesäß kurz anheben*] und bestellen sich heißen Kakao und zwei Stücke Marzipantorte. Thea und Lina stärken und wärmen sich und genießen das gemütliche Beisammensein. Bevor sie weitergehen, machen sie noch ein paar Übungen: Unter dem Tisch strecken sie die Beine aus und kreisen mit den Füßen. Das Gleiche machen sie dann auch mit den Armen, aber über dem Tisch. Sie lassen die Hände kreisen und ballen sie zu Fäusten. Zum Schluss heben sie abwechselnd ihre Schultern an und lassen sie wieder sinken. Das wiederholen sie ein paar Mal. Nun kreisen sie mit den Schultern von vorne nach hinten. Schließlich schütteln Thea und Lina ihre Arme und Beine aus und atmen noch dreimal tief ein und aus. Dann verlassen sie das Café und gehen wieder zum Weihnachtsmarkt.

Auf dem Marktplatz steht ein großer Tannenbaum, der über und über mit Lichtern und goldenen Sternen geschmückt ist und nur so glitzert und funkelt. Unter dem Weihnachtsbaum spielt ein Blasorchester bekannte Weihnachtslieder. Thea und Lina bleiben stehen und hören eine Weile zu. Dabei wippen sie mit ihren Füßen im Takt [*mal mit dem rechten Fuß wippen, mal mit dem linken und dann mit beiden zusammen*]. Und sie singen „O Tannenbaum“. Doch nicht nur stimmungsvolle Weihnachtslieder kann die Kapelle spielen, es werden auch Songs mit viel Schwung vorgetragen. Thea und Lina klatschen begeistert den Rhythmus mit und schunkeln zu José Felicianos „Feliz Navidad“.

Nach einer Weile gehen die beiden weiter. Sie schauen mal nach rechts und mal nach links. Thea bleibt an einer Bude mit gebrannten Mandeln stehen und kauft sich ein Tütchen. Lina möchte auf jeden Fall noch einen Glühwein trinken, bevor sie wieder nach Hause fahren. Sie gehen zum Glühweinstand und trinken einen Becher. Hmmm, ist das herrlich süß und heiß und schmeckt so gut!

Danach laufen die beiden schnell zur Bushaltestelle, denn ihr Bus müsste jede Minute kommen. Da ist er schon! Sie steigen ein, aber der Bus ist so voll, dass sie keinen Sitzplatz bekommen. Sie strecken mal den linken und mal den rechten Arm nach oben aus und halten sich an der Griffstange fest. Sie schwanken mal nach rechts und mal nach links, aber umkippen kann man in dem voll besetzten Bus nicht.

Zum Glück können sie bald aussteigen, denn ihnen ist ganz schwummerig von der Fahrt und dem Glühwein. Schnell verabschieden sich Thea und Lina an der Bushaltestelle voneinander und jede geht müde nach Hause.

PLÄTZCHEN BACKEN

Bald ist Weihnachten und für den Weihnachtsteller möchten wir Plätzchen backen. Wir binden uns eine Schürze um, waschen uns ausgiebig die Hände und los geht es!

Zuerst suchen wir die Zutaten zusammen: Wir gehen zum Kühlschrank, öffnen ihn und holen mit der rechten Hand die Schachtel mit den Eiern heraus, mit der linken Hand die Butter. Wir halten alles gut fest [*mit beiden Händen Fäuste ballen*] und gehen zum Küchentisch. Dort legen wir beides ab [*Fäuste öffnen*].

Dann gehen wir zum Küchenschrank, machen uns ganz groß [*Arme hochnehmen und Füße auf die Zehenspitzen stellen*] und nehmen von oben Mehl und Backpulver heraus [*linke Hand und rechte Hand benutzen*]. Wir halten alles gut fest [*Fauste machen*], gehen wieder zum Küchentisch und legen auch diese Sachen ab [*Fäuste öffnen*]. Genauso machen wir es mit Zucker und Vanillezucker: Wir gehen zum Küchenschrank, recken uns ganz hoch, nehmen Zucker und Vanillezucker heraus [*mit linker und rechter Hand*], halten beides gut fest [*Fäuste machen*], gehen zurück zum Küchentisch und legen die Sachen ab [*Fäuste öffnen*].

Jetzt fehlen noch die Backutensilien. Wir gehen wieder zum Küchenschrank, bücken uns und nehmen mit der linken Hand die Waage und mit der rechten eine große Schüssel heraus und richten uns wieder auf. Wir halten Waage und Schüssel gut fest, geben der Küchenschranktür einen Kick mit dem Fuß, damit sie zufällt, und gehen rüber zum Küchentisch. Dort legen wir beide Gegenstände ab. Jetzt fehlen nur noch ein Messer, ein Rührlöffel und das Nudelholz. Diese Dinge holen wir aus der Küchenschublade [*mit beiden Händen Schublade aufziehen und wieder zuschieben*] und legen sie ebenfalls auf den Tisch.

Nun wiegen wir alle Zutaten ab und geben sie in die Rührschüssel. Wir schlagen ein Ei auf, um es zu trennen, und – oje! –, das andere kullert vom Tisch und fällt zu Boden! Schöne Schweinerei! Schnell holen wir Küchentücher [*schnell auf der Stelle laufen*], bücken uns und wischen alles sauber. Dann richten wir uns wieder auf und holen ein anderes Ei aus dem Kühlschrank [*wieder auf der Stelle gehen*] – zum Glück haben wir noch eins. Wir trennen das Eigelb vom Eiweiß und geben dieses in den Teig. Jetzt rühren wir mit dem Rührlöffel alles so lange um, bis ein glatter Teig entsteht. Das dauert und ist anstrengend und deswegen rühren wir auch mal mit der anderen Hand. Zum Schluss kneten wir den Teig mit beiden Händen und formen ihn zu einer Kugel.

Wir gehen mit der Schüssel zur Vorratskammer und stellen den Teig für eine Weile kühl. In der Zwischenzeit heizen wir den Backofen vor, legen das Backblech auf den Küchentisch und suchen unsere Ausstechformen. Wir bücken uns und schauen unten im Schrank nach [*beide Hände abwechselnd über die Augen legen*]. Hier sind die Förmchen nicht. Wir richten uns wieder auf, machen uns ganz groß und schauen oben im Schrank nach [*Füße auf die Zehenspitzen stellen, Hände über die Augen legen*], aber hier sind sie auch nicht. Ach ja, da fällt uns ein, dass sie in der Keksdose oben auf dem Schrank sind! Wir holen eine kleine Trittleiter, steigen hinauf, strecken beide Arme nach der Keksdose aus und steigen mit der Dose wieder herunter. Puh, ist das anstrengend! Wir setzen uns jetzt erst einmal auf einen Stuhl [*Gesäß kurz anheben*], schütteln Arme und Beine aus und atmen ein paar Mal tief ein und aus.

Dann legen wir die Förmchen auf den Tisch und fetten das Backblech ein. Wir räumen alle Zutaten weg, die wir nicht brauchen, und gehen dabei in der Küche umher. Wie wischen den Küchentisch gründlich sauber und streuen dann etwas Mehl darauf. Jetzt gehen wir in die Vorratskammer, holen die Schüssel mit dem Teig heraus, kneten den Teig noch einmal auf dem Tisch gut durch und rollen ihn dann mit dem Nudelholz aus. Wir stechen Sterne, Monde, Tannenbäume, Engel und Herzen aus und legen sie vorsichtig auf das Backblech. Wenn das Backblech voll ist, schieben wir es in den Ofen und stellen den Wecker auf zwölf Minuten. Wir haben noch Teig übrig, kneten ihn noch einmal gut durch und rollen ihn aus. Dann fetten wir ein zweites Backblech ein und legen die neu ausgestochenen Formen darauf. Als der Wecker klingelt, öffnen wir die Backofentür und schauen, ob unsere Plätzchen noch hell sind oder schon zu braun. Sie sind genau richtig und duften himmlisch. Mit den Topflappen nehmen wir vorsichtig das heiße Blech heraus, stellen es ab und schieben dann das andere Blech hinein.

Fertig! Wir räumen die Küche auf [*nochmals auf der Stelle gehen*] und spülen das Geschirr ab [*mit den Händen Waschbewegungen machen*]. Oh, was riecht denn hier so verbrannt? Unsere Plätzchen! Wir haben vergessen, den Wecker zu stellen! Schnell ziehen wir das Backblech aus dem Ofen und stellen den Ofen aus. Aber leider sind unsere Plätzchen ganz schwarz geworden.

Jetzt setzen wir uns erst einmal hin, schütteln Arme und Beine aus und atmen tief ein und aus. Na, dann müssen wir wohl noch einmal Plätzchen backen ..., aber das machen wir erst morgen!

WIR SCHMÜCKEN DEN WEIHNACHTSBAUM

Endlich ist Weihnachten! Wir haben schon vor einer Woche einen schönen, gerade gewachsenen Tannenbaum auf dem Markt ausgesucht, den wollen wir heute aufstellen und schmücken.

Zuerst steigen wir die Treppe zum Dachboden hinauf. Dort ist in einem Karton der Weihnachtsschmuck und in einem anderen der Weihnachtsbaumständer. Wir bücken uns, heben den einen Karton mit beiden Armen auf und steigen die Stufen vorsichtig herunter. Wir setzen den Karton auf dem Wohnzimmertisch ab, steigen wieder die Treppe zum Dachboden hinauf, um den zweiten Karton zu holen. Den tragen wir wieder mit beiden Armen vorsichtig die Stufen herunter.

Jetzt fehlt nur noch der Tannenbaum. Der steht hinter dem Haus im Garten und ist noch im Netz verpackt. Wir gehen nach draußen und tragen den Baum mit beiden Händen ins Haus. Zurück im Wohnzimmer fehlt uns eine Schere, um das Netz aufzuschneiden. Die holen wir aus der Küche.

In der Wohnzimmerecke wollen wir den Weihnachtsbaum aufstellen. Wir versuchen, ihn in den Ständer zu stellen, aber ein Ast stört. Deshalb müssen wir in den Keller gehen und eine Säge holen. Wir steigen die Treppe hinab, nehmen die Säge und steigen die Treppe wieder herauf. Wir sägen den Ast ab. Jetzt passt der Baum in den Ständer. Dann schneiden wir mit der Schere das Netz auf. Dazu müssen wir uns erst tief bücken und dann langsam aufrichten.

Der Baum steht endlich gerade, aber die Zweige müssen sich noch senken. Wir gehen in die Küche, füllen eine Gießkanne mit Wasser, gehen wieder ins Wohnzimmer, bücken uns und gießen das Wasser in den Ständer. Dann richten wir uns wieder auf, gehen zur Besenkammer, um den Staubsauger zu holen, und saugen die Nadeln rund um den Baum vom Boden weg [*Bewegungen mit den Armen vor und zurück machen*]. Wir bringen den Staubsauger wieder zurück in die Besenkammer und die Säge zurück in den Keller [*Treppen steigen*]. Dann machen wir erst einmal eine Pause. Wir schütteln Arme und Beine aus und atmen tief durch.

Nach einer Weile haben sich die Zweige des Baumes gesenkt und wir können ihn schmücken. Zuerst ist die Lichterkette dran. Wir überprüfen alle Kerzen [*mit den Händen so tun, als ob man etwas aufschraubt und wieder zuschraubt*]. Sie leuchten alle auf. Wir stecken die Lichterkette von oben bis unten und ringsherum am Baum fest [*Oberkörper nach vorne, nach links und rechts beugen, nach oben und unten recken, Arme dabei ausstrecken*]. Zum Schluss muss der Stecker in die Steckdose hinter dem Baum [*tief bücken und wieder aufrichten*].

Dann holen wir eine Leiter, stellen sie neben den Baum, nehmen die Weihnachtsbaumspitze, steigen die Leiter hinauf und stecken die Spitze oben auf den Baum [*Arme nach oben recken*]. Nun steigen wir die Leiter wieder herunter.

Jetzt sind die Kugeln dran. Wir binden mal eine rote oben an einen Ast, mal eine goldene unten. Überall am Baum befestigen wir die Weihnachtskugeln [*nach oben recken und nach unten beugen, Arme dabei ausstrecken*]. Oh, hoppla! Eine ist heruntergefallen und kaputtgegangen. Wir gehen wieder zur Besenkammer, holen den Staubsauger und saugen die Scherben weg [*Bewegungen mit den Armen vor und zurück machen*]. Dann bringen wir den Staubsauger wieder zurück.

Wir schauen uns den Baum an. Irgendetwas fehlt doch noch. Ach ja, das Lametta! Wir nehmen vorsichtig die Lamettafäden aus der Verpackung und hängen sie überall an die Zweige [*mal nach oben, nach vorne, seitlich und nach unten mit beiden Armen recken*].

So, nun sind wir fertig. Schön sieht unser Baum aus! Wir räumen die leeren Kartons wieder auf den Dachboden [*Arme nach vorne halten und Treppen steigen*] und die Leiter in die Besenkammer.

Dann schütteln wir Arme und Beine aus und atmen tief durch. Jetzt kann das Christkind kommen.

SCHNEESPAZIERGANG

Heute ist ein herrlicher Tag! Es hat geschneit, die Sonne scheint, der Himmel ist blau und wolkenlos und die Luft ist wunderbar erfrischend.

Und weil es so schön ist, machen wir einen Schneespaziergang. Wir steigen in unsere Winterstiefel, schlüpfen mit beiden Armen in die Daunenjacke, wickeln uns einen warmen Schal um den Hals, setzen die Pudelmütze auf den Kopf, stecken unsere Finger in die Handschuhe und schon geht es los.

Der Gehweg ist frei geräumt und auch nicht glatt und wir gehen beschwingt Richtung Stadtpark. Wir machen große Schritte und bewegen unsere Arme dabei mit. Unsere Nachbarin Hedwig schippt Schnee und wir winken ihr fröhlich zu. An der Straßenkreuzung müssen wir stehen bleiben und die Autos vorbeilassen. Wir schauen nach links und nach rechts und wieder nach links. Die Straße ist frei und wir machen einen großen Schritt über einen Schneehaufen. Auf der anderen Straßenseite müssen wir wieder einen großen Schritt über den Schnee machen, um auf den Gehweg zu kommen. Dann gehen wir beschwingt weiter und kommen nach einigen Metern beim Stadtpark an.

Hier sind die Wege nicht so gut geräumt und wir müssen vorsichtig gehen. Mal kleine Schritte und mal große. Dabei knirscht der harte Schnee bei jedem Schritt. Auf einer Wiese bauen Kinder einen Schneemann. Wir helfen mit, die schwere Schneekugel durch den Schnee zu rollen und dann auf eine andere Schneekugel zu setzen [*nach vorne beugen und einen imaginären Ball von einer Seite zur anderen rollen, dann den Ball mit beiden Händen hochheben und auf einen anderen Ball setzen*]. Dann gehen wir wieder vorsichtig weiter.

Auf den Ästen und Zweigen der Bäume und Sträucher liegt der glitzernde Schnee. Als wir an einem tiefhängenden Ast vorbeikommen, fällt der Schnee direkt auf uns herunter. Wir schütteln uns und klopfen den Schnee von der Jacke ab [*Arme und Rumpf abklopfen*].

Dann gehen wir vorsichtig weiter. An einem Hang fahren Kinder Schlitten. Wir hören ihr Lachen [*Hände abwechselnd hinter die Ohren legen*] und schauen ein Weilchen zu [*Hände über die Augen legen*].

Zack! Auf einmal trifft uns ein Schneeball mitten ins Gesicht! Wir wischen uns den Schnee aus den Augen und blinzeln. Wer hat uns da beworfen? Ein paar Kinder machen eine Schneeballschlacht und wir stehen mittendrin. Doch wir lassen uns nicht lumpen: Wir bücken uns, nehmen etwas Schnee und formen mit den Händen einen Ball. Wir zielen und werfen. Leider nicht getroffen. Wir versuchen es noch ein paar Mal [*mal mit dem rechten Arm und auch mal mit dem linken Arm werfen*]. Und tatsächlich können wir mit dem letzten Wurf einen Jungen an der Jacke erwischen.

Jetzt sind wir ganz schön aus der Puste. Wir schütteln Arme und Beine aus und atmen tief ein und aus. Wir gehen vorsichtig weiter und kommen an den zugefrorenen Ententeich. Wir werfen den Enten Brotstückchen hin, die wir mitgebracht haben. Laut schnatternd kommen sie angewatschelt und fressen alles auf. Dann setzen wir uns auf eine Parkbank [*Gesäß kurz anheben*], strecken das Gesicht der wärmenden Sonne entgegen, schließen die Augen und lauschen dem Gezwitscher der Vögel.

Etwas kitzelt uns im Gesicht – es sind Schneeflocken. Es fängt an zu schneien und wir gehen nach Hause. Im Park müssen wir wieder vorsichtig gehen: mal kleine Schritte und mal große. Auf dem Gehweg können wir beschwingt laufen und bewegen unsere Arme mit. An der Straßenkreuzung bleiben wir stehen. Wir schauen nach links, nach rechts und wieder nach links. Als die Straße frei ist, machen wir einen großen Schritt über den Schneehaufen und auf der anderen Straßenseite wieder. Dann gehen wir beschwingt weiter. Unser Nachbar Erich hängt gerade einen Meisenknödel ans Futterhäuschen in seinem Garten und wir winken ihm fröhlich zu.

Jetzt sind wir zu Hause. Wir klopfen den Schnee von der Jacke und stampfen fest auf, damit sich der Schnee unter unseren Schuhen löst. Dann ziehen wir die Handschuhe aus, nehmen die Mütze ab und wickeln den Schal vom Hals, schlüpfen aus der Jacke und den Winterstiefeln. Die nassen Sachen hängen wir an die Heizung und die Stiefel stellen wir auf den Aufnehmer. Wir kochen uns einen heißen Kakao, setzen uns entspannt hin und atmen tief ein und aus.

SCHNEE SCHIPPEN

Als Harald heute Morgen mit seinem Dackel Bruno Gassi gehen möchte, bekommt er einen Schreck: Es hat in der Nacht geschneit und jetzt muss er erst den Gehweg freiräumen.

Harald zieht seine dicken Winterstiefel an, schlüpft in seine Winterjacke, setzt die Mütze auf und steckt seine Finger in die Handschuhe. Er stapft in den Schuppen und holt die Schneeschaufel heraus. Eifrig beginnt er zu schippen:

Mit beiden Händen umfasst er den Stiel der Schaufel, geht zwei Schritte, schiebt dabei den Schnee vor sich her, hebt die schwere Schippe hoch und wirft seine Ladung mit viel Schwung auf die rechte Wegseite. Das macht er zehnmal hintereinander, dann ist er am Ende seines Grundstücks angekommen und hat schon eine schöne Bahn geschafft. Jetzt ruht sich Harald aber erst einmal aus. Er lehnt die Schaufel an die Hauswand und schüttelt Arme und Beine aus. Er atmet fünfmal tief ein und aus.

Dann nimmt Harald die Schippe und geht den Weg zurück, um eine zweite Bahn neben der ersten zu schieben. Er umfasst wieder den Stiel der Schaufel, geht zwei Schritte, schiebt dabei den Schnee auf die Schaufel und wirft dann die Ladung mit viel Schwung auf die linke Wegseite. Das macht Harald auch zehnmal hintereinander. Danach schüttelt er wieder Arme und Beine aus, stampft ein paar Mal kräftig auf, damit sich der Schnee von den

Schuhen löst, und wischt sich den Schweiß von der Stirn. Harald atmet fünfmal tief ein und aus.

Sein Nachbar Erich, der rechts neben ihm wohnt, kommt nun auch mit einer Schneeschaufel aus dem Haus. Harald nickt grüßend nach rechts, lächelt und winkt Erich mit der linken Hand zu.

Dann holt Harald den Eimer mit dem Streusalz, um den Gehweg zu streuen. In der linken Hand trägt er den Eimer und mit der rechten Hand taucht er einen alten Becher in das Streusalz und streut es in großem Bogen auf den Gehweg.Das macht er fünfmal. Weil der Eimer so schwer ist, muss er ihn in die rechte Hand nehmen. Jetzt streut er noch den Rest des Gehwegs: Fünfmal taucht er den Becher in das Streusalz und streut Salz in großem Bogen mit dem linken Arm aus. Das geht fast so gut wie mit rechts.

Nun ist Harald fertig. Der Gehweg ist frei. Harald räumt Schneeschaufel und Streusalz wieder in den Schuppen. Er winkt seinen Nachbarn zum Abschied zu. Er schüttelt Arme und Beine aus, hebt seine Schultern ein paar Mal und lässt sie kreisen. Dann stampft er kräftig mit den Füßen und klopft sich den Schnee von den Schultern und Armen.

Und endlich legt er dem wartenden Bruno die Leine an und geht mit ihm Gassi.

ROSENMONTAGSUMZUG

Heute ist Rosenmontag und ich möchte mir gerne den Umzug anschauen. Meine Freundin Erika kommt mit. Bevor es losgeht, trinken wir ein Gläschen Sekt und malen uns rote Herzen auf die Wangen.

Gut gelaunt geht es los. Wir gehen beschwingt und nehmen dabei unsere Arme mit. Wir sehen viele andere Jecken. Wir winken und grüßen uns nickend zu und rufen laut „Helau!" und „Alaaf!" [*Arme hochnehmen und abwechselnd mit beiden Händen winken, dann den Kopf zur rechten Seite drehen und nicken, ebenso zur linken Seite*]. Wir hören die Musik der Umzugswagen schon von Weitem. Wir laufen noch ein Stückchen. Dann suchen wir uns einen guten Platz und drängeln uns zwischen die anderen Zuschauer. Wir schütteln Arme und Beine aus und atmen ein paar Mal tief durch.

Wir stellen uns auf die Zehenspitzen und recken uns, um besser sehen zu können [*den Oberkörper ganz lang machen, Füße auf die Zehenspitzen stellen*]. Der Prinzenwagen kommt vorbei und wir winken und rufen laut „Helau!" und „Alaaf!". Es werden Kamelle geworfen und wir bücken uns, um sie aufzusammeln [*vorbeugen, mit beiden Händen mehrfach greifen, wieder aufrichten*]. Eine Blaskapelle marschiert vorbei und spielt das Lied „Mer losse d'r Dom en Kölle" und wir singen und schunkeln mit.

Dann kommt der nächste Mottowagen. Hier wird die Politik aufs Korn genommen. Wir stellen uns wieder auf die Zehenspitzen und recken uns, um alles genau zu sehen. Dann winken wir und rufen laut „Helau!" und „Alaaf!". Wieder werden Kamelle geworfen und wir bücken uns, um sie aufzusammeln. Jetzt kommt eine Blaskapelle und spielt das Lied: „Kornblumenblau". Wir schunkeln kräftig mit. Der nächste Mottowagen beschäftigt sich mit dem Klimawandel. Wir stellen uns wieder auf die Zehenspitzen und recken uns, um alles zu sehen. Wir rufen laut „Helau!" und „Alaaf!" und winken. Selbstverständlich bücken wir uns nach den Bonbons und sammeln sie auf.

Dann schütteln wir Arme und Beine aus und atmen tief ein und aus. Wir haben genug gesehen und möchten nach Hause. Wir drängeln uns durch die Zuschauermenge und gehen mit beschwingten Schritten nach Hause [*auch die Arme mitbewegen*].

Dort angekommen, setzen wir uns ganz entspannt an den Kaffeetisch [*Gesäß kurz anheben*], trinken noch ein Gläschen Sekt und essen einen Krapfen. Wir atmen tief ein und aus und lächeln uns zu. Das war ein schöner Tag!